Blondeau.

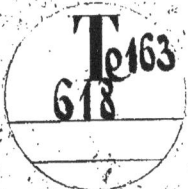

ANALYSE

DES

EAUX MINÉRALES DE CRANSAC (Aveyron)

ET DES

EFFLORESCENCES DE LA MONTAGNE BRULANTE,

Par C. BLONDEAU,

Professeur de physique au lycée de Rodez, membre de la *Société des Lettres, Sciences et Arts de l'Aveyron.*

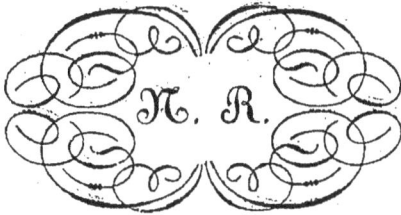

N. R.

RODEZ,

Imprimerie de N. RATERY, imprimeur de la Société, rue Neuve.

—

1850.

LES EAUX
MINÉRALES DE CRANSAC.

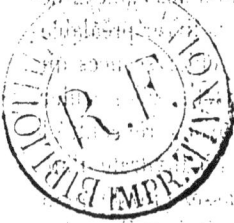

Première Partie.

PRÉFACE.

L'étude des eaux minérales présente au chimiste le plus vif intérêt ; car il trouve dans ces eaux des problèmes dont la solution intéresse à un haut degré l'hygiène publique. Il est en effet incontestable que les eaux minérales agissent avec la plus grande activité sur l'économie et produisent des guérisons que l'on est quelquefois tenté de considérer comme merveilleuses. — A quelle cause sont dus ces effets ? Sans doute aux matières en dissolution ; et cependant si on s'en rapporte aux travaux qui ont été publiés sur ce sujet, on ne trouve mentionnées qu'un petit nombre de substances auxquelles on ne saurait attribuer raisonnablement l'action énergique de ces eaux.

Quelque principe a donc échappé aux moyens d'analyse employés jusqu'ici, et il serait d'un grand intérêt de découvrir les corps qui se cachent au fond de ces eaux.

Et d'ailleurs d'où viennent les substances qui existent en dissolution dans les eaux minérales ? Par suite de quelles actions chimiques ont-elles pu se former pour être ensuite dissoutes et entraînées dans les réservoirs d'où s'échappent ces eaux mystérieuses ?

Telles sont les questions qui se présentent à l'observateur et qui ont appelé notre attention. L'étude des eaux de Cransac nous a paru devoir jeter quelque jour sur ces points encore obscurs de la science. Dans la formation des eaux de Cransac, la nature peut en quelque sorte être prise sur le fait, on la voit travailler en plein jour dans ce vaste laboratoire où elle a allumé ses fourneaux, dans lesquels viennent se former les sels qui, dissous par les eaux pluviales, donnent naissance à des eaux minérales d'une si grande énergie, qu'elles deviennent des eaux toxiques lorsqu'on en fait usage sans discernement.

Pour nous rendre compte de la constitution des eaux minérales de Cransac, nous avons cru devoir nous livrer préalablement à l'analyse des substances salines ou efflorescences que l'on rencontre sur les montagnes au pied desquelles elles coulent

Au nombre de ces efflorescences, nous avons rencontré le sulfate d'arsenic associé au chlorhydrate et à l'iodhydrate d'ammoniaque, et ces derniers sels dissolvent en assez grande quantité le sulfure d'arsenic pour qu'on soit en droit d'attribuer à ce corps les effets énergiques produits par les eaux de Cransac.

Si cette étude, qui nous a coûté une longue suite de recherches, nous à enfin amené à la découverte de l'agent énergique qui opère les cures surprenantes dont nous avons été témoin, nous nous croirons amplement dédommagé de nos peines, car nous aurons livré à l'art de guérir un moyen de combattre des affections qui n'avaient cédé qu'à l'action mystérieuse des eaux minérales.

LES EAUX MINÉRALES DE CRANSAC.

PREMIER MÉMOIRE.

Depuis longtemps on s'occupe de l'étude des eaux minérales ; l'action qu'elles produisent sur l'économie, les effets
thérapeutiques que l'on obtient de leur emploi, ont fixé l'attention des chimistes et des médecins qui, les uns et les autres,
s'occupent à rechercher la nature des substances qui leur communiquent leurs propriétés médicales.

Malgré le nombre immense de travaux entrepris sur un sujet
aussi intéressant, il est quelques points de la question qui me
paraissent avoir été complètement négligés, il en est d'autres
qui n'ont point reçu d'explication suffisante; ainsi, on ignore à
quels principes sont dus les effets énergiques produits par certaines eaux minérales ; on n'a point non plus cherché à établir
la relation qui existe nécessairement entre la nature des terrains
et celle des eaux qui coulent à leur surface ; on a négligé d'é-
tudier les modifications qu'ont dû subir ces terrains pour produire des substances solubles capables d'entrer dans la constitution des eaux minérales, et cependant cette étude aurait eu
pour résultat de faire connaître quelques-unes des réactions qui
s'accomplissent journellement dans le vaste laboratoire de la
nature, lesquelles modifient si profondément les roches situées
à la surface du sol. Ce sont ces lacunes que nous allons nous
efforcer de combler.

Il existe des eaux qui contiennent en abondance de l'acide
sulfurique ; c'est un fait constaté par M. Boussingault. Ce sa-
vant a signalé en Amérique plusieurs de ces sources et en particulier le Rio-Vinagre ou Pasiambo, dont les eaux, sur mille
parties, en contiennent deux environ d'acide sulfurique. D'a-
près les calculs de M. Boussingault, le Pasiambo débite en
vingt-quatre heures 38,610 kil. d'acide sulfurique, et cette
quantité est de beaucoup dépassée par le Parama-de-Ruiz,

découvert par M. Degenhart, lequel, d'après les analyses de M. Lewy, contient trois fois plus d'acide sulfurique que le Pasiambo.

Un phénomène à peu près semblable, quoique sur une moins grande échelle, se rencontre dans la vallée de Cransac (Aveyron). Presque toutes les eaux qui coulent dans cette localité ont une réaction fortement acide quelles doivent à la présence de l'acide sulfurique.

Pour se rendre compte d'un fait aussi remarquable, il est nécessaire de prendre une connaissance exacte de la nature du sol que traversent ces eaux et des réactions chimiques qui s'y accomplissent.

Montagnes brûlantes.

On observe dans un grand nombre de points du terrain houiller de l'Aveyron et en particulier dans les montagnes qui environnent Cransac, un phénomène digne de toute l'attention des observateurs : c'est la combustion spontanée des couches de houille qui viennent affleurer la surface du sol, combustion qui se manifeste par un dégagement de gaz et de vapeurs simulant un volcan sur une petite échelle.

En s'approchant du lieu où cette combustion s'opère, on voit que le sol est miné et l'on découvre de distance en distance de larges crevasses par lesquelles se dégagent de la vapeur d'eau et des fumées acides. Lorsqu'on est sur le bord de ces fentes, la chaleur devient insupportable, et l'on n'a plus lieu de s'étonner si les effets de cette chaleur, jointe à l'action des vapeurs acides, ont modifié d'une manière si complète les lieux dans lesquels ces actions chimiques s'effectuent.

Dans quelques endroits ou observe des masses de rochers formées de conglomérats qui, ayant tous subi l'action de la chaleur, ont complètement changé d'aspect. C'étaient des grès, des schistes, des argiles qui formaient le sol de la montagne brûlante ; ces substances ont pris l'aspect de calcidoines, de jaspes, de porcelanites, d'émaux, de verres, de briques et quelquefois même l'apparence caverneuse des pierres volcaniques. Les agrégats que ces substances forment avec l'argile durcie au feu ont acquis quelquefois la dureté des pierres les plus résistantes.

Le terrain, miné par suite des actions chimiques qui s'accomplissent dans son sein, finit par s'affaisser et par donner naissance à des cônes renversés qui imitent jusqu'à un certain point le cratère d'un volcan, et auprès desquels on rencontre un grand nombre de produits volcaniques, et en particulier des cristaux de soufre et de chlorydrate d'ammoniaque.

Tel est en abrégé l'aspect que présente ce vaste laboratoire qu'au premier coup-d'œil on serait tenté de prendre pour un atelier de destruction, tandis que dans la réalité ce n'est qu'un des moyens dont la nature se sert pour donner à la matière des formes nouvelles. Et en effet, sur cette terre brûlante, se trouvent une foule de concrétions salines et d'efflorescences de différentes couleurs, composées pour la plupart de substances solubles dans l'eau et qui donnent naissance aux eaux minérales acidules, lesquelles sont le sujet principal de ce mémoire.

Les causes auxquelles il faut attribuer les phénomènes que nous venons de décrire deviennent évidentes lorsqu'on fait attention à l'énorme quantité de pyrite de fer qui se trouve répandue dans les diverses couches du terrain houiller de cette localité. Ce sulfure, en contact avec l'air atmosphérique, brûle en donnant naissance à du gaz sulfureux qui lui-même se transforme en acide sulfurique, sous l'influence de l'air et de bases telles que la chaux, la magnésie, l'alumine, l'oxide de fer. Les sulfates de fer et d'alumine qui se forment dans cette circonstance sont quelquefois décomposés eux-mêmes par l'action de la chaleur, et de l'acide sulfurique mis en liberté se dégage avec la vapeur d'eau, et va attaquer les substances organiques et inorganiques situées à quelque distance.

La température qui résulte de ces différentes actions chimiques est quelquefois assez élevée pour déterminer l'inflammation des couches de houille qui viennent affleurer le sol, et les produits de la combustion et de la distillation se joignent aux vapeurs d'eau et d'acide sulfurique.

L'acide sulfurique qui prend naissance dans les circonstances que nous venons de rappeler, doit exercer une action très énergique sur les substances minérales et organiques qu'il rencontre sur son passage; et en effet, on observe que les troncs d'arbre situés dans le voisinage de la montagne brûlante, revêtent une couleur noire tout-à-fait semblable à celle que prennent les bois que l'on a plongés dans l'acide sulfurique ; et quant aux substances minérales, elles sont aussi fortement attaquées par cet agent énergique qui exerce son action sur l'alumine, la chaux, la magnésie, les oxides de fer et de manganèse, ainsi que sur les alcalis qui entrent dans la composition des roches du terrain houiller. Par suite de cette action des sulfates prennent naissance, et ces sels se combinant entre eux forment des sulfates doubles, tels que l'alun à base de potasse, qui se produit en assez grande abondance pour que pendant longtemps on l'ait utilisé pour les besoins de l'industrie.

D'après un premier examen de la nature des efflorescences que l'on rencontre à la surface des montagnes brûlantes, on serait porté à penser qu'elles sont entièrement formées de sulfates des différentes bases que nous venons de mentionner ; mais on y rencontre en outre les produits de la distillation de la houille, c'est-à-dire du chlorydrate et de l'iodhydrate d'ammoniaque ; et comme de l'arsenic se trouve associé aux minérais de fer de cette contrée, on trouve encore au milieu de ces produits volatilisés une grande quantité de sulfure d'arsenic.

Pour prendre une connaissance plus complète des divers produits qui se forment dans les circonstances que nous avons fait connaître, il est nécessaire de les soumettre à une analyse chimique rigoureuse ; et ce sont les résultats auxquels nous sommes arrivé que nous allons actuellement faire connaître.

1º *Efflorescences salines alunifères.*

Au nombre des efflorescences que l'on rencontre sur la montagne brûlante de Cransac, il en est qui présentent un intérêt particulier, en ce qu'elles ont été utilisées autrefois pour la fabrication de l'alun. Ces efflorescences sont de couleur blanche, tirant un peu sur le jaune ; elles se pulvérisent facilement ; elles sont en partie solubles dans l'eau, et leur saveur est à la fois acide et styptique. Leur réaction est aussi fortement acide, et elles contiennent de l'acide sulfurique libre en si grande quantité, qu'elles rongent le papier dans lequel on les tient renfermées.

Analyse qualitative.

Nous avons pris quelques grammes de ces efflorescences que nous avons dissoutes dans de l'eau distillée, et nous nous sommes livré sur cette dissolution à des essais préliminaires dans le but de déterminer la nature des substances qui s'y trouvent contenues.

Cette dissolution filtrée a donné avec le ferro-cyanure de potassium un abondant précipité de couleur bleue, indice de la présence du fer.

Le chlorure d'argent n'a pas produit de trouble sensible. L'ammoniaque a donné un précipité abondant d'alumine et d'oxide de fer. Ce précipité, séparé par filtration, le liquide qui est passé au travers du filtre ne s'est pas troublé par l'oxalate d'ammoniaque, prouve que ces efflorescences ne renferment pas de chaux ; mais il donne un précipité cristallin par le phosphate de soude, indice de la présence de la magnésie.

L'azotate de baryte y forme un précipité blanc des plus abondans.

Une partie de la dissolution fortement concentrée et traitée par le chlorure de platine alcoolisé, et il s'est formé un précipité jaune, indice de la présence de la potasse.

Une certaine quantité de ces efflorescences introduite dans la flamme de l'alcool, ne l'a point coloré en jaune, preuve de l'absence de la soude.

De ces expériences préliminaires nous avons conclu que ces efflorescences salines étaient formées par la réunion de sulfates de fer, d'alumine, de magnésie et de potasse. Pour déterminer la quantité de chacun de ces sels, nous avons opéré de la manière suivante.

Analyse quantitative.

Nous avons opéré sur 40 grammes de ces efflorescences salines préalablement desséchées dans le vide de la machine pneumatique, et après les avoir introduits dans un ballon contenant 300 grammes d'eau distillée, on a fait bouillir le liquide pendant quelque temps, puis filtré la dissolution. 5 gr. 565 sont restés sur le filtre et représentent la partie insoluble composée de silice , d'alumine et de péroxide de fer. 34 gr. 435 sont restés en dissolution que l'on a concentrée jusqu'à ce qu'elle marquât 20° à l'aréomètre de Beaumé. Abandonnée à refroi-dissement, il s'est déposé au sein du liquide 14 gr. 524 de beaux cristaux d'alun de potasse. L'eau-mère a refusé obstiné-ment de cristalliser.

Cette eau-mère a été partagée en trois parties égales : dans l'une on a versé du chlorure de barium afin de connaître d'après la quantité de sulfate de baryte formé, quelle est la quantité d'acide sulfurique contenue dans cette dissolution. C'est ainsi qu'on a obtenu 15 gr. 873 de sulfate de baryte ; et par suite, la quantité d'acide sulfurique contenue dans 1/3 des eaux-mères est de 5 gr. 457.

La seconde partie de l'eau-mère a été additionnée d'ammo-niaque, et il s'est produit un précipité d'alumine et d'oxide de fer, qui lavé et desséché pesait 1 gr. 762. Le liquide qui a passé au travers du filtre a été précipité par le phosphate de soude, et ce précipité calciné a donné 0 gr. 513 de pyrophos-phate de magnésie, lequel représente 0 gr. 187 de magnésie ou 0 gr. 550 de sulfate de magnésie.

Le précipité produit par l'ammoniaque était de couleur jaune orange, et indiquait suffisamment par sa couleur que le fer en dissolution se trouvait à l'état de péroxide. Pour séparer l'oxide de fer de l'alumine , nous l'avons dissous dans l'acide chlorido-rique, puis, traité à chaud par la potasse, qui a dissous l'alu-mine. L'oxide de fer a été séparé par filtration ; puis lavé à l'eau chaude. On a trouvé ainsi :

Oxide de fer : 0 gr. 418, d'où sulfate de péroxide : 1 gr. 045.

L'alumine a été précipitée de sa dissolution par l'ammonia-que. Le précipité lavé à l'eau chaude puis desséché, a donné :

Alumine : 1 gr. 344, d'où sulfate d'alumine : 4 gr. 494.

Ces résultats nous apprennent qu'il existe dans 1/3 des eaux-mères :

Sulfate d'alumine	4 gr. 494 ou acide sulf.	3 gr. 450
Sulfate de péroxide de fer .	1 gr. 045	0 gr. 627
Sulfate de magnésia	0 gr. 550	0 gr. 363
	6 gr. 089	4 gr. 140

Pour vérifier ces résultats, on a évaporé la troisième partie de l'eau-mère, de manière à chasser tout l'excédant d'acide et toute l'eau que pouvaient contenir les sels tenus en dissolution, on a obtenu pour résultat 6 gr. 081, lesquels fortement calcinés ont donné pour résidu 2 gr. 324. Ce résidu était formé d'alumine, de peroxide de fer et de sulfate de magnésie. Ce dernier sel enlevé par un traitement à l'eau, on a obtenu un résidu de peroxide de fer et d'alumine du poids de 1 gr. 763, d'où sulfate de magnésie 0 gr. 562. Ces résultats sont à peu près identiques à ceux obtenus par la méthode précédente, et ils nous conduisent à admettre que les 34 gr. 435 de l'efflorescence analysée sont formés de la manière suivante :

Alun sec. {	Sulfate d'alumine................	5 gr.	243
	Sulfate de potasse..............	2	665
	Sulfate d'alumine..............	13	482
	Sulfate de peroxide de fer........	3	135
	Sulfate de magnésie............	1	650
	Acide sulfurique libre........,...	3	951
	Eau........................	4	309
		34	435

Ce qui correspond à la composition suivante exprimée en centièmes :

Alun sec. {	Sulfate d'alumine	15 gr.	22
	Sulfate de potasse............	7	73
	Sulfate d'alumine............	39	15
	Sulfate de peroxide de fer......	9	10
	Sulfate de magnésie	4	80
	Acide sulfurique libre.........	11	47
	Eau......................	12	53
		100	00

Ces efflorescences sont remarquables par la quantité d'alun qu'elles contiennent et qui s'élève à 36 p. 100, par l'absence de la chaux et par la présence de l'acide sulfurique en excès.

—

2° *Efflorescences blanches cristallisées en aiguilles soyeuses.*

Ces efflorescences ont une saveur fraîche et acide, elles sont très solubles dans l'eau, insolubles dans l'alcool concentré. Elles communiquent à l'eau dans laquelle on les dissout une

2.

réaction acide ; elles fondent dans leur eau de cristallisation. Une analyse qualitative fait connaître immédiatement que ces effloréscences sont formées de sulfate d'alumine et d'eau.

Efflorescence....... 0 gr. 258	Alumine........... 0 gr. 040
Après calcination ... 0 123	Sulfate de baryte. 0 270
Perte............... 0 125	Acide sulfurique. 0 093

Ces résultats nous donnent pour la composition de l'efflorescence exprimée en centièmes :

Sulfate d'alumine...... 51 55
Eau................ 48 45

100 00

Ce résultat s'accorde avec la formule (s o³)³ Al2 03 + 18 ho. C'est-à-dire que ces efflorescences soyeuses et cristallines ne sont autre chose que du sulfate neutre d'alumine à 18 équivalent d'eau. En effet on a :

	Trouvé.	Calculé.
Sulfate d'alumine.	51 55	51 38
Eau...............	48 45	48 62
	100 00	100 00

3° *Efflorescences blanches en aiguilles déliées.*

Ces efflorescences cristallines diffèrent des précédentes par leur aspect, qui n'a rien de soyeux, et par leur saveur, qui est amère, et en outre parce qu'étant dissoutes dans l'eau elles ne communiquent pas à ce liquide de réaction acide.

L'analyse qualitative nous apprend que ces efflorescences sont formées de sulfate de magnésie et d'eau.

Efflorescence............ 1 gr. 984
Après calcination......... 1 504

Eau 0 480

Ce qui donne en centièmes :
Sulfate de magnésie......... 75 80
Eau.................... 24 20

Ces résultats s'accordent assez exactement avec la formule S O³ M g 0 + 2 H 0, ce qui nous apprend que ces effforescences sont formées par du sulfate neutre de magnésie à deux équivalens d'eau.

Ce sulfate de magnésie provient sans doute de la calcination spontanée de quelques minérais de fer qui renferment une grande quantité de carbonate de magnésie et que l'on rencontre aux environs de Cransac.

4° *Efflorescences jaune orange.*

Ces efflorescences, d'une belle couleur jaune orange, se présentent sous une forme vitreuse. Chauffés dans un tube, elles se volatilisent ; jetées sur des charbons, elles répandent une odeur d'ail très prononcée ; elles sont solubles dans l'ammoniaque et dans l'eau régale ; traitées par l'acide azotique, elles le décomposent avec dégagement d'acide hypo-azotique. A ces caractères il est aisé de reconnaître le sulfure rouge d'arsenic que l'on nomme le réalgar.

Il était important de déterminer par l'analyse la composition de ces efflorescences.

Après les avoir pulvérisées dans un mortier d'agathe et avoir formé ainsi une poudre d'un jaune rougeâtre, on a traité à chaud cette poudre par un mélange d'acide azotique et de chlorate de potasse. Au bout de quelque temps le soufre est entièrement passé à l'état d'acide sulfurique et l'arsenic à l'état d'acide arsénique, qui se combinent l'un et l'autre à la potasse du chlorate de potasse. On dissout ces sels dans l'eau et on partage cette dissolution en deux parties.

Dans l'une, on dose l'acide sulfurique et par suite le soufre au moyen du chlorure de barium.

Dans l'autre portion que l'on a rendue parfaitement neutre, on fait passer un courant d'hydrogène sulfuré qui précipite l'arsenic à l'état de persulfure.

Voici le résultat d'une analyse :

Efflorescence rouge.................... 0 gr. 490
Sulfate de baryte.................... 1   058
Persulfure.................... 0   708

D'où on déduit en centièmes :

	Trouvé.	Calculé.
Soufre	29 59	29 94
Arsenic	69 79	70 06
	99 38	100 00

D'après ces résultats on est en droit d'admettre que les effflo-
rescences rouges que l'on rencontre à Cransac sont formées de
réalgar très pur.

—

5° *Efflorescences jaunes.*

On rencontre encore dans les mêmes localités des efflorescences jaunes vitrifiées qui diffèrent des précédentes par leur
couleur, mais elles ont avec elles la plus grande analogie sous le
rapport de leurs propriétés chimiques; c'est à-dire que placées
sur des charbons incandescens elles laissent dégager de la vapeur arsénicale, elles sont solubles dans l'ammoniaque et l'eau
régale. Traitées par l'acide azotique, puis introduites dans l'appareil de Marsh, on obtient des taches arsénicales en très grande
abondance; et d'après ses propriétés physiques et chimiques on
est porté à croire que ce sulfure d'arsenic n'est autre que celui
qu'on a désigné sous le nom d'orpiment.

C'est en effet ce que confirme l'analyse.

Ces efflorescences pulvérisées dans un mortier d'agathe et
traitées comme précédemment par un mélange d'acide azotique
et de chlorate de potasse, on a obtenu des sels solubles sur lesquels on a opéré comme précédemment.

0 gr. 545 efflorescences jaunes ont donné :

Sulfate de baryte......	1 gr. 545 d'où :
Acide sulfurique......	0 531
Soufre...............	0 212
Persulfure d'arsenic....	0 679 d'où :
Arsenic..............	0 328

D'où on déduit en centièmes :

	Trouvé.	Calculé.
Soufre	39 25	39 07
Arsenic	60 48	60 93
	99 43	100 00

Ces résultats se rapprochent assez de la composition de l'orpiment pour qu'on soit en droit d'admettre que ces efflorescences
jaunes en sont presque entièrement formées.

On trouve dans le voisinage des efflorescences dont nous venons de faire l'analyse d'autres substances analogues dont la

couleur varie depuis le jaune orangé le plus vif jusqu'au jaune
le plus clair. Ces efflorescences sont des mélanges dans diverses
proportions de soufre, d'orpiment et de réalgar.

6° *Efflorescences salines chlorurées.*

Nous avons vu les pyrites de fer se transformer au contact
de l'air en sulfate de fer, et la chaleur qui se développe dans
cette circonstance donne naissance à un nouveau phénomène,
à la distillation de la houille située dans le voisinage du lieu où
ces réactions chimiques s'accomplissent. Les produits de cette
nouvelle réaction sont assez complexes ; on y rencontre tous les
produits volatils que fournit la distillation de la houille, tels
qu'hydrogène carboné, hydrogène sulfuré, oxide de carbone,
acide carbonique, sulfure de carbone, chlorydrate d'ammoniaque, iodhydrate d'ammoniaque, et ces derniers produits solides
se trouvent mélangés à du soufre et du sulfure d'arsenic qui se
sont volatilisés en même temps que les sels dont nous venons
de parler.

A peu de distance du foyer où s'accomplissent ces combus-
tions et ces distillations, on rencontre sous forme de plaques des
efflorescences de l'aspect le plus curieux. Ces efflorescences
présentent à leur surface des parties vitrifiées d'une belle couleur rouge, supportées par des matières pulvérulentes jaunes
au-dessous desquelles se trouvent des plaques blanches et cristallines d'une saveur salée et acerbe. Ces efflorescences sont en
partie solubles dans l'eau, à laquelle elles communiquent leur
saveur salée et une réaction neutre. Placés sur des charbons incandescens, elles brûlent avec une flamme légèrement
bleuâtre et leur odeur fortement alliacée indique qu'elles renferment de l'arsenic.

Ces efflorescences ont été traitées par l'eau bouillante. La
partie qui est entrée en dissolution dans l'eau présente tous les
caractères du chlorylrate d'ammoniaque ; avec les sels d'argent
on obtient un précipité blanc cailleboté, soluble dans l'ammoniaque ; par l'évaporation on en retire un sel qui, introduit
dans un tube de verre, se volatilise sous l'action de la chaleur

d'une lampe à alcool. Une certaine quantité de chaux introduite dans le tube produit un dégagement d'ammoniaque sensible non-seulement à l'odorat, mais encore aux papiers réactifs. De l'acide sulfurique versé sur ce sel produit un dégagement abondant d'acide chlorydrique reconnaissable à son odeur, son action sur le papier de tournesol, sa grande solubilité dans l'eau et son action sur les sels d'argent; en même temps il se dégage une vapeur violette qui vient se condenser contre les parois du verre dans lequel on opère et qui possède tous les caractères de l'iode; ce qui prouve que ce sel n'est pas du chlorydrate d'ammoniaque pur, mais qu'il renferme une certaine quantité d'iodhydrate d'ammoniaque.

Ce mélange de chlorydrate et d'iodhydrate d'ammoniaque renferme du sulfure d'arsenic, ainsi qu'on peut le constater de deux manières : en volatilisant le mélange salin dans un tube de verre, on aperçoit un petit anneau jaunâtre qui se place au-dessus de la partie du tube dans laquelle sont venus se condenser le chlorydrate et l'iodhydrate d'ammoniaque. En traitant ce mélange par l'acide azotique, puis introduisant le résultat de ce traitement dans l'appareil de Marsh, on obtient une grande quantité de taches arsénicales.

Ce résultat est très important, il nous apprend que le sulfure d'arsenic est soluble dans le chlorydrate d'ammoniaque, ce qui nous explique la présence de l'arsenic dans les eaux minérales de Cransac. La partie soluble de ces efflorescences évaporée et calcinée, a laissé un résidu formé d'une petite quantité de péroxide de fer, d'alumine et de sulfate de magnésie ; ce qui nous a appris que ces efflorescences contiennent, quoiqu'en faible quantité, des sulfates de fer, d'alumine et de magnésie.

Analyse quantitative.

Nous avons procédé à l'analyse quantitative de ces efflorescences de la manière suivante :

Après en avoir pulvérisé, desséché et pesé une certaine quantité, nous les avons traitées à l'eau bouillante ; une partie est entrée en dissolution, l'autre est demeurée insoluble et a été recueillie sur un filtre.

La partie insoluble était entièrement volatile et formée de soufre et de sulfure d'arsenic. On a séparé ces deux substances l'une de l'autre au moyen de l'ammoniaque, qui a dissous le sulfure d'arsenic et laissé le soufre intact.

Quant à la partie soluble, après avoir été évaporée, desséchée et pesée, on l'a séparée en deux parties égales : l'une d'elles a été calcinée dans un creuset de platine afin d'en chasser les sels ammoniacaux, et le résidu composé d'oxide de fer, d'alumine et de sulfate de magnésie, a été pesé en tenant compte de l'acide sulfurique qui était combiné à l'alumine et au péroxide de fer.

L'autre partie a servi à déterminer les rapports dans lesquels le chlorydrate et l'iodhydrate d'ammoniaque, ainsi que le sulfure d'arsenic se trouvent dans le mélange.

L'ammoniaque a été dosée au moyen du chlorure double de platine et d'ammoniaque, et le chlore séparé de l'iode au moyen de l'azotate de palladium ; l'arsenic a été dosé à l'aide de l'appareil Marsh, auquel on avait adopté un long tube de petit diamètre que l'on maintenait à une température rouge, et dans lequel venait se condenser l'arsenic, dont on déterminait le poids et que l'on transformait ensuite par le calcul en sulfure d'arsenic.

Voici les résultats d'une analyse :

Efflorescences desséchées à 100°.... 1 gr. 808

Partie insol. $\begin{cases} \text{Sulfure d'arsenic..... 0 \quad 186} \\ \text{Soufre........... 1 \quad 512} \end{cases}$ 1 gr. 807

Sels solubles.................. 0 \quad 109

La partie soluble était formée de la manière suivante :

Chlorydrate d'ammoniaque.... 0 gr. 066
Iodhydrate d'ammoniaque..... 0 \quad 014
Sulfate de péroxide de fer..... 0 \quad 015
Sulfate d'alumine.......... 0 \quad 004
Sulfate de magnésie......... 0 \quad 006
Sulfure d'arsenic (Ar S^2)...... 0 \quad 005

Ces résultats, calculés en centièmes, nous donnent pour la composition de ces efflorescences :

Sulfure d'arsenie.................. 40 28
Soufre.......................... 83 60
Chlorydrate d'ammoniaque.......   3 68
Iodhydrate d'ammoniaque 0 76
Sulfate de péroxide de fer......   0 84
Sulfate d'alumine...............   0 24
Sulfate de magnésie.............   0 33
Sulfure d'arsenic en dissolution..   0 27
                                 ───────
                                 100 00

A côté de ces efflorescences on en rencontre quelques autres dans lesquelles le chlorydrate et l'iodhydrate d'ammoniaque se trouvent presque à l'état de pureté; aussi retrouve-t-on en dissolution ces sels dans toutes les eaux qui découlent de la montagne brûlante de Cransac.

FIN DE LA PREMIÈRE PARTIE.

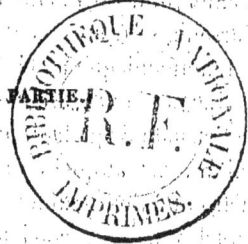

LES EAUX MINÉRALES DE CRANSAC.

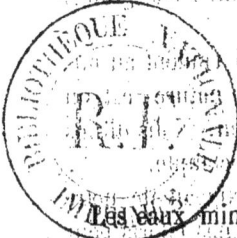

DEUXIÈME MÉMOIRE.

Les eaux minérales de Cransac qui sont le sujet de notre Mémoire ont déjà été examinées par plusieurs chimistes (1). Leurs travaux ne nous ayant pas paru complets, nous avons cru devoir profiter de notre résidence dans le département de l'Aveyron pour nous livrer à un examen attentif de ces eaux minérales qui présentent de l'intérêt sous divers rapports.

Dans notre premier Mémoire nous avons fait connaître par suite de quelles réactions les pyrites de fer donnaient naissance à des efflorescences salines, composées pour la plupart de sulfate d'alumine, de magnésie, de chaux, de potasse et de fer, et comment la haute température développée par ces réactions déterminait la combustion et la distillation de la houille, ce qui est cause qu'au nombre de ces efflorescences se trouvent les produits de cette distillation. Il n'est pas douteux que ces sels qui sont presque tous solubles, entraînés par les eaux pluviales, se sont rendus par des canaux souterrains dans les réservoirs d'où les eaux salines sortent pour se répandre ensuite en différens points de la montagne, siège de ces réactions chimiques.

———

Deux sortes d'eaux minérales.

Encore bien que toutes les eaux minérales que l'on rencontre dans la vallée de Cransac aient la même origine, elles diffèrent

———

(1) Les chimistes qui se sont occupé le plus spécialement des eaux de Cransac sont MM. Vauquelin, O. Henry et Poumarède.

cependant par leur composition et leurs propriétés médicales. Il en est qui ne contiennent pas une trace d'oxide de fer; il en est d'autres, au contraire, qui en renferment une très grande quantité.

L'absence complète de fer dans des eaux qui coulent au milieu d'un pays riche en minérais de fer de toute nature, est un fait fort remarquable et qui a fixé notre attention. Nous dirons comment nous avons cherché à nous en rendre compte.

L'analyse chimique des eaux de Cransac exigeait de notre part un examen sérieux; nous avons fait tous nos efforts pour qu'on ne fût pas en droit d'attaquer les méthodes que nous avons mises en pratique.

Il y a déjà fort longtemps que les eaux minérales de la petite localité qui nous occupe jouissent d'une réputation justement méritée et qu'elles doivent à leurs effets aussi salutaires qu'énergiques. Aussi leur analyse a-t-elle été bien souvent répétée; mais toujours ces analyses se sont ressenties de l'influence des idées régnantes à l'époque où elles ont été faites. Ainsi, alors qu'on croyait que les eaux minérales gazeuses étaient seules efficaces, on a rangé les eaux de Cransac au nombre des eaux gazeuses et acidules. Un peu plus tard, on en fit des eaux salines ferrugineuses, et enfin aujourd'hui on les a nommées des eaux ferro-manganésiennes.

Une analyse rigoureuse nous apprendra ce que nous devons penser de la nature de ces eaux qui agissent d'une manière efficace sur l'économie, et nous permettra peut-être de découvrir le principe actif de toutes les eaux minérales.

L'analyse des eaux de Cransac ne présente pas de difficultés sérieuses; l'analyse qualitative y signale une grande quantité de sulfates et une faible proportion de chlorures et d'iodures. Les bases sont la chaux, la magnésie, l'alumine, la potasse et le sesqui-oxide de fer. Quant aux chlorures et iodures, les seuls dont nous ayons constaté la présence et même dans des proportions fort restreintes, ce sont le chlorydrate et l'iodhydrate d'ammoniaque, ce qui n'a nullement compliqué l'analyse, car on précipite le chlore et l'iode au moyen du nitrate d'argent, et après avoir dissous le précipité dans l'ammoniaque, on précipite de nouveau l'iode à l'état d'iodure de palladium au moyen de l'azotate de ce métal.

1° De la source basse Richard.

Au nombre des sources minérales que l'on trouve dans le voisinage de Cransac, il en est une en possession depuis longues années d'une réputation justement méritée ; c'est celle que l'on désigne sous le nom de Source basse Richard. Elle coule au pied d'une petite montagne dont le sommet, encore en combustion, forme un de ces petits volcans dont nous avons parlé, véritables laboratoires dans lesquels se préparent les substances qui minéralisent les eaux dont nous faisons l'étude.

L'eau de la source basse Richard est d'une grande limpidité; elle coule dans un bassin en pierre très profond ; sa transparence est telle que l'on aperçoit distinctement les plus petits objets situés au fond. Elle ne laisse déposer aucun sédiment, ce qui porte à penser qu'elle ne contient pas de fer en dissolution. Le tuyau qui alimente ce bassin coule d'une manière continue et uniforme; il débite environ quatre-vingt-dix litres d'eau par heure. La température de cette eau est de 11°, température moyenne de la localité. Sa limpidité est aussi constante que sa température, elle ne se trouble pas même à la suite des plus violens orages.

L'eau de cette source a une saveur et une réaction acides ; mais rien dans son goût ne révèle la présence d'un principe ferrugineux.

Pour savoir si la nature de cette eau minérale ne varie pas suivant les saisons, nous en avons fait l'analyse à deux époques différentes de l'année : au mois d'août 1849, dans le courant d'un été très sec, et dans le mois d'avril 1850, après un hiver assez pluvieux.

Analyse qualitative.

L'eau sur laquelle nous avons opéré nous a été livrée dans des bouteilles parfaitement bouchées et cachetées par les propriétaires mêmes de l'établissement des eaux minérales de Cransac, et aussitôt leur arrivée à Rodez elles ont été soumises dans notre laboratoire à tous les essais nécessaires pour en bien déterminer la nature.

Quantité de gaz en dissolution dans l'eau de la source basse.

Pour déterminer la nature et la quantité des gaz que cette eau minérale tient en dissolution, nous avons opéré avec un ballon d'un litre, auquel nous avions adapté un tube propre à recueillir les gaz. Le ballon et le tube étant pleins d'eau minérale, nous avons chauffé doucement l'appareil, après avoir eu le soin d'engager l'extrémité du tube recourbé au-dessous d'une éprouvette pleine de mercure. L'eau mise en ébullition s'est troublée, elle a pris une apparence laiteuse et a laissé déposer une certaine quantité d'une substance blanche que nous avons reconnu être du sulfate de chaux; en même temps nous avons recueilli dans l'éprouvette une quantité de gaz qui, ramenée à la pression de 0^{m}76 et à la température de 0° était de 35^{cc}3. Ce gaz n'était nullement absorbable par la potasse, il était formé sur 100 parties de :

Azote...................... 72 3
Oxigène.................... 27 7
_____
100 0

Ce résultat nous apprend que ces eaux sont loin d'être gazeuses, qu'elles ne contiennent en dissolution que la quantité de gaz que l'on trouve dans les eaux potables ordinaires, et que l'air qui y est dissous est plus riche en oxigène que l'air atmosphérique.

Cette première épreuve nous apprend encore que cette eau minérale est saturée à froid de sulfate de chaux et qu'une élévation de température suffit pour faire déposer une partie de ce sulfate qui est moins soluble à chaud qu'à froid.

Recherche du fer et du manganèse.

Toutes les analyses qui ont été faites de l'eau de la source basse Richard, même les plus récentes, y signalent la présence du fer et du manganèse. Nous avons dû par conséquent rechercher la présence de métaux très faciles à découvrir.

Une dissolution alcoolique de tannin n'a produit aucun changement dans la couleur de l'eau.

Il en a été de même du ferro-cyanure de potassium. Le sulfydrate d'ammoniaque a produit un précipité blanc d'alumine, mais nulle coloration.

En présence de pareils résultats, n'est-on pas en droit de conclure qu'il n'existe dans l'eau de la source basse Richard ni fer, ni manganèse, et qu'il faut que les chimistes qui ont signalé la présence de ces métaux aient été induits en erreur relativement à l'origine de l'eau qu'on leur a donné à analyser, ou que l'eau de cette source ait changé de nature ?

Recherche de l'acide phosphorique.

Dans ces derniers temps, on a signalé la présence de l'acide phosphorique dans un grand nombre de roches faisant partie des terrains porphyriques ; et comme les terrains houillers de l'Aveyron ont été soulevés par les serpentines et les porphyres, il serait possible que des phosphates fussent entrés en dissolution dans ces eaux à réaction acide ; d'ailleurs l'acide phosphorique a été signalé dans les eaux de Cransac, ce qui nous imposait l'obligation de rechercher cet acide dans l'eau de la source basse Richard.

S'il existe de l'acide phosphorique dans cette eau, cet acide doit se précipiter à l'état de phosphate de chaux basique, ou bien à l'état de phosphate ammoniaco-magnésien, lorsqu'on vient à y ajouter de l'ammoniaque, et on doit retrouver tout l'acide phosphorique dans le précipité qui se forme dans cette circonstance.

Ce précipité a été recueilli sur un filtre, puis dissous dans l'acide azotique. Dans cette dissolution, neutralisée peu à peu par l'ammoniaque, on a versé de l'azote d'argent, et il ne s'est point formé de précipité jaune, ainsi que cela aurait eu lieu si la dissolution avait contenu de l'acide phosphorique. Nous aurions pu nous borner à ce résultat négatif, nous avons voulu le vérifier par une autre épreuve.

Si on recueille sur un filtre le dépôt produit par l'ammonia-

que, et si après l'avoir desséché on le place au fond d'un petit
tube en verre dans lequel se trouve un fragment de potassium,
en chauffant le tube, s'il contient de l'acide phosphorique, ce
dernier est décomposé et il se forme du phosphure de potassium
qui, par l'addition de quelques gouttes d'eau, laisse dégager de
l'hydrogène phosphoré si reconnaissable à son odeur. Ce résultat n'ayant pas été obtenu, il devient évident qu'il n'existe
point d'acide phosphorique dans l'eau de la source basse Richard.

Recherche et dosage de l'ammoniaque.

On ne doit point être surpris de nous voir nous livrer à la
recherche de l'ammoniaque dans les eaux de Cransac, après
que nous avons eu l'occasion de constater qu'une partie des
efflorescences que l'on rencontre sur la montagne brûlante sont
formées de chlorydrate et d'iodhydrate d'ammoniaque.

Pour constater la présence de l'ammoniaque, nous avons introduit dans une cornue tubulée un litre d'eau de la source
basse, et après l'avoir rendue alcaline par l'addition d'une
certaine quantité de potasse, nous avons adapté au col de la
cornue un récipient tubulé dans lequel on avait préalablement
placé de l'acide chlorydrique très pur. Après avoir déterminé
la vaporisation et la condensation d'une certaine quantité de
l'eau de la cornue, nous avons évaporé la dissolution acide et
obtenu pour résidu du chlorydrate d'ammoniaque que nous
avons pesé.

Dans une seconde opération dirigée de la même manière,
nous avons dosé l'ammoniaque à l'état de chlorure d'ammoniaque et de platine.

Recherche et dosage des chlorures et des iodures.

Lorsqu'on verse de l'azotate d'argent dans l'eau de la source
basse, elle louchit d'une manière sensible et on peut, au moyen
d'un litre de cette eau, obtenir une quantité de chlorure d'argent suffisante pour en bien constater les caractères. Ce chlorure, en effet, se dissout dans l'ammoniaque, et soumis à

l'action de la chaleur, il fond et donne naissance à une substance d'apparence cornée.

Le chlore que l'on trouve dans l'eau de la source basse est sans aucun doute combiné à l'ammoniaque, car si on prend les sels provenant d'un litre de liquide évaporé au bain-marie et si on les introduit dans un tube de verre, en chauffant le tube on obtient un anneau formé en grande partie par du chlorydrate d'ammoniaque.

Comme nous avons constaté que dans les efflorescences de la montagne brûlante de Cransac l'iodhydrate d'ammoniaque se trouvait associé au chlorydrate de la même base, nous avons dû rechercher si l'eau de la source basse ne renfermait pas ce dernier sel. Pour cela nous avons opéré par la méthode de M. Reynoso, c'est-à-dire qu'après avoir coupé le tube de verre au point où se trouvait formé l'anneau du sel volatil, nous avons détaché ce sel avec soin et introduit dans un petit tube de verre dans lequel on avait préalablement placé un morceau de bioxide de barium, de l'eau distillée, de l'acide chlorydrique et de l'empois d'amidon. On voit à l'instant l'amidon se colorer légèrement, ce qui prouve l'existence de l'iode et par suite celle de l'iodhydrate d'ammoniaque.

En opérant sur le résidu de dix litres d'eau minérale, on peut obtenir une assez grande quantité de ces deux sels pour qu'on puisse séparer le chlore de l'iode au moyen du chlorure de palladium.

———

Recherche et dosage de l'arsenic.

Nous venons de dire que si on introduit dans un tube de verre le résidu de l'évaporation d'un litre de la source basse et si on chauffe ce tube à la flamme de l'alcool, on obtient contre les parois un anneau d'un sel blanc et volatil que nous avons reconnu être un mélange de chlorydrate et d'iodhydrate d'ammoniaque.

Si après avoir détaché ces sels volatils des parois du tube, on les traite par l'acide azotique, et si on introduit le résultat de ce traitement dans l'appareil de Marsh, on obtient des taches en quantité suffisante pour qu'on puisse constater la présence de l'arsenic.

Si d'un autre côté on prend les sels qui n'ont point été volatilisés, et si on les soumet au même mode de traitement, on n'observe point de taches; ce qui prouve : 1° Que l'eau de la source basse renferme de l'arsenic; 2° Que cet arsenic se trouve mélangé au chlorydrate et à l'iodhydrate d'ammoniaque.

Nous pensons que c'est à l'état de sulfure d'arsenic que ce métal se trouve mélangé au chlorydrate et à l'iodhydrate d'ammoniaque, et voici les raisons sur lesquelles se fonde notre manière de voir.

L'arsenic ne saurait exister à l'état d'acide arsénieux ou d'acide arsenique libre, car en évaporant l'eau il aurait dû se former un arseniate ou un arsenite d'une des bases qui sont en dissolution dans l'eau, et le sel formé dans cette circonstance n'aurait point été volatil.

Une seconde raison qui nous porte à penser que c'est en effet à l'état de sulfure que l'arsenic se trouve dans ce mélange, c'est que si on déplace par la chaleur l'anneau que l'on a obtenu dans le tube de verre, en raison de la différence de volatilité des substances qui le composent, on observe un anneau jaunâtre indice de la présence du sulfure d'arsenic.

Nous avons constaté du reste d'une manière directe que le sulfure d'arsenic est soluble dans le chlorydrate d'ammoniaque, et l'expérience directe nous a appris qu'un gramme de chlorydrate dissout un centigramme de sulfure d'arsenic.

C'est en nous appuyant sur cette donnée et en admettant que l'iodhydrate d'ammoniaque possède une faculté dissolvante égale à celle du chlorhydrate, que nous sommes parvenu à déterminer la quantité de sulfure d'arsenic contenue dans l'eau de la source basse.

—

Recherche et dosage de la potasse et de la soude.

Un grand nombre de rochers du terrain houiller contenant de la potasse et de la soude, il était naturel de rechercher si ces alcalis se trouvent en dissolution dans l'eau de la source basse. Pour s'en assurer, on a évaporé un litre d'eau, et après avoir calciné le résidu, on l'a repris par l'eau distillée. La partie de ces sels qui est entrée en dissolution ne pouvait être formée que de sulfate de potasse, de soude et de magnésie. Cette dernière base a été précipitée par le carbonate d'ammoniaque ammoniacal. La liqueur, filtrée de nouveau, évaporée, puis calcinée, a donné le sulfate de potasse et de soude que l'on pèse, et qu'on sépare l'un de l'autre en les dissolvant dans une petite quantité d'eau à laquelle on ajoute de l'alcool et du chlorure de platine. Le chlorure double de platine et de potassium étant insoluble dans ce menstrue, se précipite sous forme d'un sel jaune orange, tandis que le chlorure double de platine et de soude y est soluble.

—

Recherche et dosage de l'acide sulfurique, de l'alumine, de la chaux, de la magnésie.

L'acide sulfurique est dosé au moyen du chlorure de barium; on laisse le dépôt se former lentement, et d'après la quantité de sulfate de baryte recueillie sur le filtre, on peut en déduire la quantité d'acide sulfurique qui se trouve en dissolution dans cette eau.

L'alumine est précipitée par l'ammoniaque; la liqueur filtrée et additionnée de chlorydrate d'ammoniaque, on y verse de l'oxalate d'ammoniaque qui précipite la chaux à l'état d'oxalate de chaux et que l'on transforme en sulfate pour la doser.

Enfin la magnésie est précipitée à l'état de phosphate ammoniaco-magnésien, et la magnésie dosée à l'état de pyrophosphate.

—

Recherche et dosage de la silice.

Si on reprend par l'eau distillée le produit de l'évaporation d'un litre de la source basse, on obtient comme résidu insoluble dans l'eau un mélange de sulfate de chaux et de silice que l'on parvient à séparer l'un de l'autre de la manière suivante : on attaque le résidu insoluble dans deux ou trois fois son poids de carbonate de soude; on évapore la liqueur filtrée après y avoir ajouté un peu d'acide acétique, puis on calcine. Le résidu repris par l'eau donne la silice , et par différence le sulfate de chaux.

Voici les résultats de deux analyses de la source basse Richard, faites aux époques précédemment mentionnées.

	Eau prise au mois d'août 1849.	Eau prise au mois d'avril 1850.
Sulfate d'alumine	2 gr. 079	1 gr. 801
de potasse............	0 021	0 015
de soude...............	0 011	0 040
de chaux............	2 413	1 318
de magnésie.........	2 291	1 016
Chlorydrate d'ammoniaque...	0 012	8 821
Iodhydrate d'ammoniaque ...	0 009	0 006
Sulfure d'arsenic...........	traces	traces
Silice...................	0 005	0 004
	6 841	4 191

Ces résultats ont été vérifiés directement de la manière suivante :

On a pris un litre de l'eau de la source basse puisée au mois d'août 1849, et après l'avoir évaporée au bain-marie, on a desséché à l'étuve les sels provenant de l'évaporation. Ces sels pesés directement ont donné 6 gr. 849, résultat presque identique avec celui fourni par l'analyse.

Un litre de la même eau additionnée d'une quantité suffisante de chlorure de barium, a donné un précipité de sulfate de baryte qui desséché pesait 9 40, ce qui représente 3 gr. 253 d'acide sulfurique ; et si on cherche la quantité d'acide sulfurique nécessaire pour former des sels neutres avec les différentes bases trouvées dans l'eau minérale, on trouve qu'il faut 3 gr. 256 acide sulfurique ; ce qui prouve que cet acide est entièrement saturé et qu'il n'existe pas à l'état de liberté dans l'eau de la source basse.

Nous avons vérifié de la même manière les résultats obtenus sur l'eau puisée au mois d'avril 1850.

Résumé.

Il résulte de nos analyses de la source basse Richard :

1° Qu'il n'existe dans cette eau ni fer, ni manganèse en dissolution ;

2° Qu'il s'y trouve un mélange de chlorydrate et d'Iodhydrate d'ammoniaque tenant en dissolution une quantité de sulfure d'arsenic trop faible pour pouvoir être dosée exactement ;

3° Qu'il ne s'y trouve point d'acide sulfurique libre, et que si cette eau a une réaction acide, elle provient du sulfate d'alumine :

4° Que la composition de cette eau minérale varie avec les différentes époques de l'année, et qu'elle est beaucoup plus chargée de sels pendant l'été que pendant l'hiver.

2° *Source haute Richard* (Eau forte).

La source haute, que l'on nomme aussi source forte, en raison de son action énergique sur l'économie, se trouve située à mi-côte d'une montagne qui n'est plus en combustion, mais dans laquelle s'opèrent encore des réactions chimiques capables d'élever la température au point que l'on a pu établir des étuves à peu de distance de la source. Cependant les eaux de cette dernière ne sont point influencées par la température élevée de quelques points de la montagne, car elles indiquent en tout temps une température de 11° qui est, ainsi que nous l'avons dit, la température moyenne de la localité.

La source haute coule d'une manière constante et sans varier de volume. Son débit est un peu moins considérable que celui de la source basse ; sa transparence est aussi un peu moins grande. Sa saveur est styptique, elle indique la présence du fer, et l'on est convaincu immédiatement de l'existence de ce métal dans l'eau de cette source, en voyant les dépôts ocreux auxquels elle donne naissance.

Ces dépôts se produisent même dans les bouteilles qui ont contenu pendant quelque temps l'eau de cette source.

Nous avons analysé l'eau de la source haute à deux époques différentes de l'année et comparativement avec la source basse, c'est-à-dire aux mois d'août 1849 et d'avril 1850.

L'eau de la source haute est acide, elle rougit fortement la teinture du tournesol.

La dissolution du tannin , l'hydrosulfate d'ammoniaque , le ferro-cyanure de potassium y révèlent la présence du fer. Quant aux autres élémens qui minéralisent cette eau , ce sont l'alumine , la magnésie , la chaux , la potasse ; toutes ces bases sont combinées à l'acide sulfurique. On y trouve également un mélange de chlorydrate et d'iodhydrate d'ammoniaque, accompagné d'une certaine quantité de sulfure d'arsenic.

L'analyse de cette eau exigeait de notre part un soin tout spécial , car on avait admis qu'elle tenait en dissolution non seulement du fer, mais encore du manganèse ; et de plus que le fer s'y trouvait dans un état particulier et capable de lui communiquer toutes ses vertus médicales.

———

Etat sous lequel se trouve le fer dans la source haute.

Pour déterminer l'état sous lequel le fer se trouve en dissolution dans l'eau de la source haute , nous avons rempli entièrement un matras d'un litre avec l'eau de cette source , et nous y avons adapté un thermomètre et un tube de dégagement également rempli d'eau minérale , et placé son extrémité au-dessous d'une éprouvette pleine de mercure. Au moyen de charbons ajoutés successivement , on éleva peu à peu la température du ballon , et vers 40° l'eau commença à se troubler, à 60° elle laissa déposer de l'oxide de fer, et arrivée au point d'ébullition elle prit une teinte entièrement ocreuse.

Lorsque tous les gaz tenus en dissolution par cette eau se furent dégagés , on ôta le matras de dessus le feu, et on laissa le liquide se reposer. Du péroxide de fer se déposa au fond du matras , et l'eau redevint limpide et transparente ; elle ne se colora plus, ni par la dissolution de tannin , ni par le ferrocyanure de potassium , ni par l'hydrosulfate d'ammoniaque; en un mot , elle ne contenait plus de traces de fer.

Le dépôt ocreux recueilli sur un filtre lavé et desséché à 100° puis pesé, n'éprouve aucune perte lorsqu'on le soumet à la calcination, ce qui prouve qu'il est entièrement formé de sesquioxide de fer.

On ne saurait admettre que dans cette expérience le fer se

soit peroxidé aux dépens de l'oxigène de l'air, mais on pour-rait dire que cette péroxidation a eu lieu aux dépens de l'oxi-gène tenu en dissolution dans l'eau. Cependant, en examinant les gaz dégagés pendant l'ébullition, on trouve qu'un litre con-tient 35^{cc} de gaz formé d'oxigène et d'azote dans les proportions de 29 oxigène et 71 azote. D'après ce résultat, on est porté à penser que le fer ne s'est point péroxidé aux dépens de l'oxi-gène de l'air tenu en dissolution dans l'eau.

Pour m'en assurer plus complètement, j'ai rempli un matras avec de l'eau de la source haute, et après avoir fait plonger jusqu'au fond un tube fixé à un appareil duquel se dégageait de l'acide carbonique, j'ai fait passer ainsi pendant assez long-temps un courant de ce gaz dans l'eau minérale. Ce gaz, en raison de sa solubilité, a chassé jusqu'aux dernières traces de l'air contenu dans l'eau, et après avoir adapté au ballon un tube propre à recueillir les gaz et avoir engagé son extrémité au-dessous d'une éprouvette, on a comme précédemment élevé la température du ballon; les mêmes phénomènes se sont re-produits et du péroxide de fer s'est déposé, sans qu'on puisse attribuer sa formation à l'action de l'oxigène de l'air en disso-lution dans l'eau.

Ainsi se trouve confirmée l'opinion qui nous portait à penser que le fer se trouve dans l'eau de la source haute à l'état de sesqui-oxide et combiné à l'acide sulfurique, le sulfate de péroxide de fer se trouvant d'ailleurs en trop faible quantité pour qu'on puisse lui attribuer les effets énergiques de ces eaux.

Recherche du manganèse.

Il y a déjà un grand nombre d'années que Vauquelin, chargé d'analyser l'eau d'une source minérale située dans le voisinage de celle qui nous occupe, y trouva une petite quantité de man-ganèse en dissolution; on en conclut par analogie la présence du manganèse dans toutes les eaux de la contrée, et on attribua à ce métal leur action médicale.

Aujourd'hui on connaît plusieurs réactions à l'aide desquelles on parvient à déceler les moindres traces de manganèse. Nous les avons toutes mises en pratique, et nous devons déclarer d'avance que ces méthodes si précises ne nous ont révélé que la présence de traces imperceptibles du métal auquel on veut faire jouer un rôle important.

Quand on a fait bouillir pendant quelque temps l'eau de la source haute, tout le fer s'est déposé à l'état de péroxide que l'on peut séparer par la filtration. L'eau qui passe à travers le filtre est d'une transparence complète, et c'est en vain qu'on y chercherait du fer ou du manganèse. Tous les réactifs tels que la dissolution de tannin, le cyano-ferrure de potassium, le sulfydrate d'ammoniaque ne produisent aucun précipité annonçant la présence de l'un ou de l'autre de ces métaux; par conséquent s'il existe du manganèse dans cette eau, on doit le chercher sur le filtre mélangé à l'oxide de fer. Si on prend ce précipité et qu'on le calcine avec de la potasse et de l'azotate de potasse, on obtient une dissolution légèrement colorée en rouge, laquelle se décolore par l'addition d'un peu d'eau sucrée, ce qui annonce la présence d'une très petite quantité de manganèse joint à l'oxide de fer qui se trouve lui-même en faible proportion.

On constate encore la présence de traces de manganèse en faisant chauffer la dissolution dans laquelle on suppose l'existence de ce métal avec un mélange de bi-oxide de plomb et d'acide azotique. Nous avons dissous le dépôt ocreux dans l'acide azotique, puis nous avons ajouté du bi-oxide de plomb, et après une ébullition suffisamment prolongée, le liquide s'est coloré légèrement en violet rougeâtre, indiquant ainsi des traces de manganèse que nous n'avons pu séparer du fer au moyen du succianate d'ammoniaque.

—

Le reste de l'analyse a été fait en suivant les mêmes procédés que nous avons fait connaître lorsqu'il s'est agi de l'eau de la source basse. Voici les résultats auxquels nous sommes parvenu.

Analyse de la source haute Richard.

	Août 1849.		Avril 1850.	
Sulfate de péroxide de fer .	0 gr.	012	0 gr.	015
de manganèse	traces.		traces.	
d'alumine	2	325	2	227
de magnésie	0	936	0	640
de chaux	0	863	0	825
de potasse	0	012	0	008
de soude	0	006	0	007
Chlorydrate d'ammoniaque	0	014	0	009
Iodhydrate d'ammoniaque.	0	011	0	008
Sulfure d'arsenic	0	00025	0	00905
Silice	0	003	0	002
	4	18225	3	74115
Eau	995	81775	996	25885
Total	1000	00000	1000	00000

D'après le résultat de ces analyses on voit que l'eau de la source haute est plus chargée de sels pendant l'été que pendant le printemps, et qu'il faudrait par conséquent une plus grande quantité d'eau pour produire le même effet lorsqu'elle est puisée pendant la seconde de ces saisons plutôt que pendant la première.

Du reste la source haute et basse Richard présentent dans leur composition la plus grande analogie : la source haute contient moins de sels en dissolution, mais elle renferme du sulfate de fer et le sulfure d'arsenic s'y trouve dans de plus fortes proportions que dans la source basse.

Il était important de rechercher à quoi tient cette différence. Nous avons dit que le fer se trouve dans l'eau de la source haute à l'état de péroxide, et qu'il y est maintenu en dissolution par l'acide sulfurique, et cela en présence d'une grande quantité de sulfate d'alumine. A la température ordinaire, ces deux sels peuvent rester l'un et l'autre en dissolution ; mais aussitôt qu'on élève la température, l'oxide de fer se précipite, et il se forme en même temps un sulfate acide d'alumine. Cette réaction que nous avons déterminée en chauffant le ballon plein de l'eau minérale (source haute), nous explique pourquoi les différentes eaux que l'on rencontre dans la vallée de Cransac contiennent des quantités de sulfate de fer si différentes ; celles qui ont passé sur des terrains qui ne sont plus actuellement en combustion, se chargent de ce sel, qu'elles abandonnent lorsqu'elles viennent à rencontrer sur leur route des points où la température est élevée et qui se sont refroidies ultérieurement en parcourant les conduits qui les amènent à leurs réservoirs naturels.

—

Propriétés toxiques de l'eau de la source haute.

L'existence d'une quantité de sulfure d'arsenic plus ou moins considérable change complètement la nature de ces eaux, et leur communique des propriétés qu'on était loin de s'attendre à y rencontrer. Ainsi, les eaux de la source haute prises en trop grande quantité, peuvent donner la mort accompagnée de tous les symptômes d'un empoisonnement occasionné par l'arsenic.

Laissons à ce sujet parler le docteur Murat, médecin inspecteur de ces eaux, et bien en état de juger de leur effet sur les malades.

« Prise à la dose de cinq à six litres, cette eau (de la source
» haute Richard) produit ordinairement de dix à douze selles
» dans la journée, plus ou moins suivant le tempérament et
» la disposition actuelle. A cette dose elle occasionne quelquefois
» un sentiment de pesanteur à l'estomac, accompagné d'an-
» xiété et de céphalgie frontale, de nausées, de vomissemens ;
» quelquefois l'appétit se perd et la digestion devient pénible.
» Ces phénomènes dépendent d'une irritation de l'estomac que
» l'on fait cesser en diminuant la quantité de ces eaux, ou en
» y ajoutant du bouillon de veau, du petit-lait, etc. Continuée
» à cette dose, elle produit au bout de huit à dix jours un af-
» faiblissement plus ou moins sensible, suivant le tempéra-
» ment et le nombre de selles qu'elle provoque. On sue alors
« avec la plus grande facilité, ce qui rend dangereux les exer-
» cices un peu violens, surtout dans les mois d'août et de sep-
» tembre, où des nuits très fraîches succèdent à des jours très
» chauds. Le vomissement s'observe encore chez ceux dont
» l'estomac est atteint d'inflammation chronique, que trop sou-

» vent on prend pour une simple dyspepsie nerveuse. Ces sortes
» de malades éprouvent bientôt après les trois ou quatre pre-
» miers verres d'eau une céphalgie frontale plus ou moins
» vive, un sentiment de chaleur, de sècheresse au gosier. L'es-
» tomac est douloureux, ils sont dans un état d'anxiété, d'in-
» quiétude inexprimables et dont ils ne peuvent rendre compte.
» La peau est ordinairement sèche, le pouls dur, concentré,
» quelquefois fréquent, suivant l'intensité de l'irritation. Ces
» malades se plaignent que les eaux ne passent pas; ils s'a-
» gitent, ils vont, ils viennent; ils mangent peu parce que
» leur digestion est ordinairement pénible; ils sont générale-
» ment soulagés par le vomissement, mais ces accidens ne
» tardent pas à revenir s'ils boivent de nouveau. »

Tels sont les phénomènes rapportés par un médecin en posi-
tion de bien observer, car il se trouvait sur les lieux et en rapport continuel avec les malades. Tous les symptômes qu'il décrit
m'ont paru caractériser un empoisonnement par l'arsenic, et
comme il n'y a pas d'année que quelque malade ne succombe
victime de son imprudence, en faisant un usage immodéré de
ces eaux, on est forcé d'attribuer à la petite quantité de sulfure
d'arsenic maintenu en dissolution par le chlorydrate et l'iodhydrate d'ammoniaque, des effets toxiques qu'on ne saurait imputer aux autres substances en dissolution lesquelles ne peuvent
exercer aucune action nuisible.

Résumé.

L'étude de l'eau de la source haute nous paraît conduire à
quelques conséquences que nous formulerons de la manière suivante :

1o L'action si énergique exercée sur l'économie par les eaux
de Cransac nous paraît ne pouvoir être attribuée qu'à la présence du sulfure d'arsenic, car on ne saurait l'imputer ni au
sulfate de fer ou de magnésie qui s'y trouvent en trop faible
quantité pour pouvoir produire les effets que nous avons si--
gnalés ;

2o Le sulfure d'arsenic dissous dans l'eau par l'intermé-
diaire du chlorydrate et de l'iodhydrate d'ammoniaque, paraît
posséder des propriétés beaucoup plus énergiques que l'acide

arsénieux lui-même , et par conséquent on doit agir avec la plus grande circonspection dans l'emploi des eaux qui contiennent un agent toxique d'une aussi grande puissance.

—

3º *De quelques eaux minérales que l'on rencontre dans la vallée de Cransac.* (Eau du Fraysse).

Entre Aubin et Cransac se rencontre une source minérale dont l'eau se rapproche beaucoup par sa composition de la source haute Richard. Sa saveur est styptique, elle contient évidemment du fer, car elle laisse sur son passage des dépôts ocreux. Soumise à l'ébullition, elle se trouble et produit un dépôt d'oxide de fer plus abondant que celui de la source haute Richard.

Nous avons analysé l'eau de cette source qui avait été puisée au mois d'avril 1850. Voici les résultats de notre analyse :

Sulfate de péroxide de fer......	0 gr.	017
d'alumine............	1	250
de chaux...............	0	450
de magnésie	0	073
de potasse............	0	013
Chlorydrate d'ammoniaque	0	008
Iodhydrate d'ammoniaque.....	0	003
Sulfure d'arsenic.............	0	0001
Silice...................	0	004
Sels	1	8181
Eau............	998	1819
Total............	1000	0000

Cette eau est, comme on le voit , moins fortement minéralisée que celle des sources que nous avons précédemment examinées : Il en est de même d'une foule d'autres sources telles que celles du Crol, qui a été analysée par M. Poumarède , et qui ne contient que 1 gr. 535 de sels en dissolution. Cependant si , comme nous le pensons, ces eaux ne doivent leurs propriétés médicales qu'à la présence du sulfure d'arsenic maintenu en dissolution , il serait possible que certaines de ces eaux en apparence moins minéralisées possédassent encore une action assez énergique pour pouvoir être employées avec succès comme eaux minérales.

Quoiqu'il en soit, les eaux de Cransac sont fréquentées chaque année par un grand nombre de malades qui rapportent souvent la santé en dédommagement de quelques frais que leur a coûté leur séjour dans cette petite localité. Aussi ces eaux sont-elles une source de richesse pour les habitans de Cransac, qui craignent fort de les voir tarir par suite des travaux d'exploitation qui ont lieu dans la montagne brûlante, de l'intérieur de laquelle on extrait la houille pour le service de l'usine d'Aubin. Nous croyons que ces craintes sont exagérées, car il nous paraît démontré que le réservoir dans lequel viennent se rendre ces eaux est situé à une grande profondeur et au pied même de la montagne. S'il n'en était pas ainsi, si la source avait son réservoir à une grande hauteur, l'eau jaillirait avec force, et c'est ce qui n'a pas lieu. Cependant, ainsi que nous l'avons dit, les eaux de la source basse Richard ont dû éprouver l'action de la chaleur avant d'atteindre leurs réservoirs, et il serait possible qu'en éteignant le foyer de chaleur qui se trouve au sommet de la montagne, on changeât la nature des eaux et on les rendît plus ferrugineuses qu'elles ne le sont actuellement.

C. BLONDEAU,

Professeur de physique au lycée de Rodez.

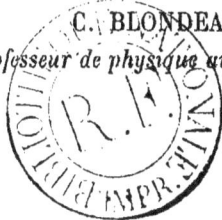